U0270105

人体健康与免疫科普丛书——中年篇

主　编　陈丽华

副主编　石艳春　冯健男

编　委（按姓氏笔画排序）

马千里　王　宁　王永福　方　亮　石艳春　冯健男

任　欢　李　洋　李　巍　杨　巍　张　赟　陈丽华

金敬一　郑源强　胡凡磊　秦鸿雁　葛　青　鲁芙爱

人民卫生出版社

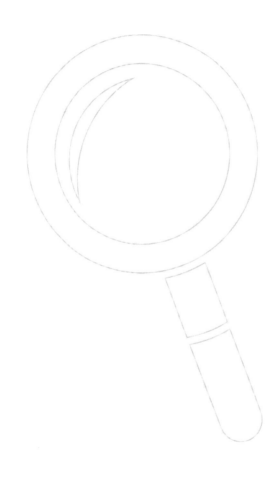

《人体健康与免疫科普丛书》编写委员会

总 主 编 曹雪涛

副总主编 田志刚 于益芝

编 委（按姓氏笔画排序）

于益芝	马大龙	王 辉	王小宁	王月丹	王全兴
王迎伟	王笑梅	王福生	石桂秀	田志刚	仲人前
孙 兵	杜 英	李 可	李柏青	杨安钢	吴长有
吴玉章	何 维	何 睿	沈关心	沈倍奋	张 毓
张立煌	张学光	陈丽华	郑永唐	单保恩	赵永祥
姜国胜	姚 智	栗占国	徐安龙	高 扬	高 福
唐 宏	黄 波	曹雪涛	储以微	富 宁	路丽明
熊思东	魏海明				

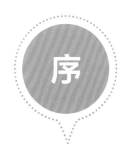

序

科技创新是民族进步的灵魂，是国家兴旺发达的不竭动力。创新驱动发展战略，需要全社会的积极参与，这就意味着要以全球视野、新时代特征、科学精神去激发全民参与创新发展宏伟计划，唯有全民化的科普工作，才能烘托起创新氛围，助力高素质创新队伍建设，加快中国成为世界科技强国的步伐。

免疫学是生物医学领域的前沿学科，其与影响人类生命健康的重大疾病如肿瘤、传染病、自身免疫性疾病乃至器官移植等的发生发展和防治具有密切关系，并在生物医药产业发展中具有带动性和支柱性。免疫学所取得的创新性研究成果在人类健康史上发挥了举足轻重的作用，比如被誉为人类保护神的疫苗的研制和应用挽救了亿万人的生命，天花的消灭就是免疫学成果最好的应用。近年来癌症与炎症性自身免疫疾病的抗体疗法取得了重大突破，受到了医学界与生物产业界的极大关注。

中国免疫学工作者通过近二十年来的不断努力与探索，在免疫学领域取得了一系列创新性研究成果，在国际学术杂志发表的免疫学论文数量居世界第二位，由此将中国免疫学的地位推升到世界前列，中国免疫学会也成为全世界会员人数最多的免疫学会。由于中国免疫学的国际影响力，国际免疫学会联盟决定

2019 年将在北京召开每三年一次的国际免疫学大会。可以说中国免疫学工作者的创新性研究和工作为中国医学事业的发展作出了突出贡献。虽然免疫学与各种疾病以及人类生活息息相关，但社会大众对于免疫学这一专业科学领域中的问题还存在诸多困惑，事关免疫学的社会问题也时有发生，比如"疫苗问题""魏则西事件"等。究其原因有多种，其中之一在于免疫学知识在大众中普及的程度不够。对大众就免疫学问题答疑解惑成为我国免疫学工作者义不容辞的责任和义务。

习近平总书记在 2016 年的"科技三会"上指出，"科技创新、科学普及是实现创新发展的两翼，要把科学普及放在与科技创新同等重要的位置。没有全民科学素质普遍提高，就难以建立起宏大的高素质创新大军，难以实现科技成果快速转化。"这一重要讲话，对于在新的历史起点上推动我国科学普及事业的发展，意义十分重大。中国免疫学会在秘书长曹雪涛院士、科普专业委员会主任委员于益芝教授的带领下，积极参与免疫学科普活动，体现了他们的社会责任心和担当。他们组织了以中国免疫学会科普专业委员会为班底的专家，历经多次讨论和思考，凝练出 300 个左右大众非常关心的有关免疫学的问题，用漫画辅以专家解读的形式给予答疑解惑，同时配以"健康小贴士"的方式从免疫学专家的角度给予大众的健康生活以科学的建议。编委会将从疾病的诊断、预防、治疗以及免疫学成果等多个方面编写出系列免疫学科普丛书（共 10 本）为大众普及免疫学知识。

感谢中国免疫学工作者的辛勤劳动！希望这一套科普丛书能够为中国人民的健康事业的发展做出应有的贡献。是为序。

十一届全国人大常委会副委员长

中国药学会名誉理事长

中国工程院院士

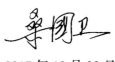

2017 年 10 月 22 日

目录

1 中年人免疫力降低有哪些表现

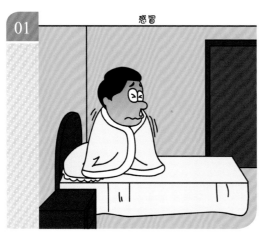

01 感冒

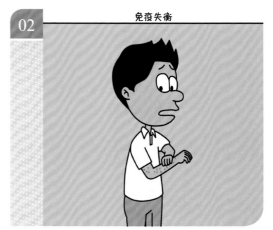

02 免疫失衡

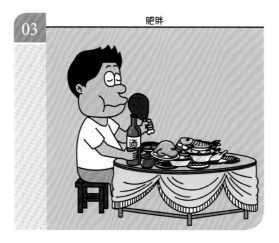

03 肥胖

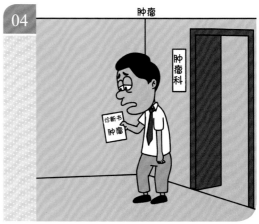

04 肿瘤

专家解读

人类的衰老常常表现为皮肤松弛、肌力下降、关节灵活度减退等。实际上，免疫系统的衰老才真正可怕！它代表着机体防御、调节和自身稳定功能的衰退，随之而来的是各系统功能失调，表现在消化系统是以腹泻为代表的消化功能紊乱，表现在呼吸系统和皮肤是极易反复感冒和过敏性疾病频发，或者是多器官多系统的自身免疫性疾病，甚至是肿瘤！所以，保护好免疫系统，机体才能保持健康，常葆青春。

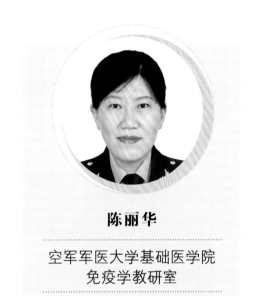

陈丽华

空军军医大学基础医学院
免疫学教研室

人到中年，机体各项功能都开始衰退，要特别注意免疫系统改变。在日常生活中合理运动，平衡膳食，调整心态，才会拥有健康的免疫系统！

2 为什么说人到中年，免疫功能就进入了"多事之秋"

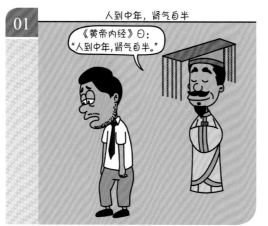

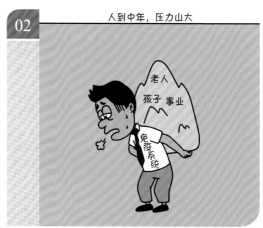

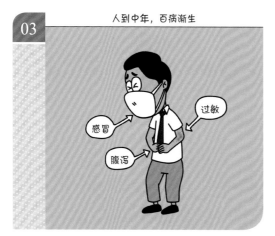

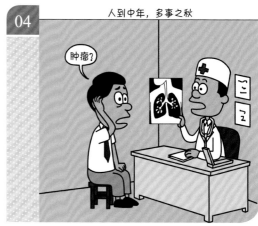

专家解读

人到中年，身体各项功能开始走下坡路，免疫系统也不例外，加之事业家庭压力大，更是让免疫系统不堪重负，抵抗力下降，感冒、过敏和胃肠功能紊乱频发，甚至出现肿瘤。这是因为免疫细胞和免疫分子在发挥自身免疫功能中，失去了正常的调节，造成免疫功能紊乱，不能发挥正常的免疫防御、调节和自身稳定作用，继而造成组织器官病理损伤，引发多种疾病。

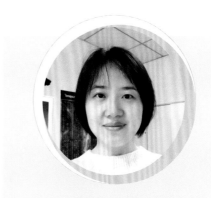

张 赟

空军军医大学基础医学院
免疫学教研室

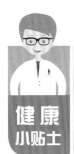

健康小贴士

当发现身体出现极易反复感冒、不明原因过敏性疾病等，要特别注意免疫系统的变化，很可能是免疫力下降或免疫功能紊乱。加强身体锻炼，合理饮食搭配，及时排解压力都会对提高免疫力发挥积极作用。

中年人如何提高自身免疫力

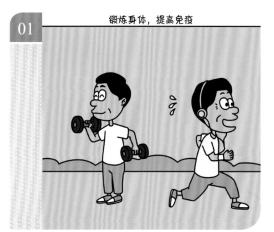

01 锻炼身体，提高免疫

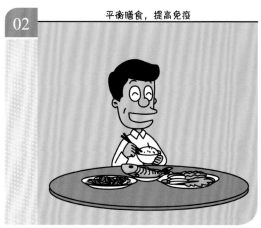

02 平衡膳食，提高免疫

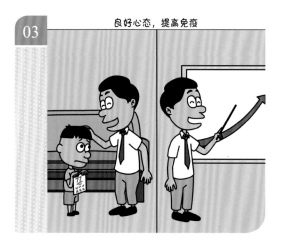

03 良好心态，提高免疫

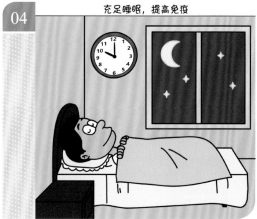

04 充足睡眠，提高免疫

专家解读

加强体能锻炼、合理饮食、保持良好心态、注意充足的休息和睡眠都会对免疫系统产生积极影响。神经—内分泌—免疫是一个相互关联的大系统，平衡的膳食和强健的体魄会为免疫系统提供能量和体质基础，积极乐观的心态和高质量睡眠会通过神经内分泌等多种渠道，帮助多种免疫细胞和免疫分子充分协调发挥防御和调节功能，维持机体免疫功能自身稳定。

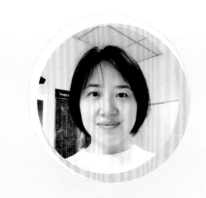

张 赟

空军军医大学基础医学院
免疫学教研室

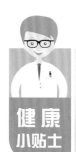

健康
小贴士

免疫系统功能受多种因素调节，体质、饮食和精神状态都会影响免疫系统功能。因此，坚持锻炼，养成良好的生活习惯等都对提高免疫力非常有帮助。

4 中年人免疫力降低怎么办

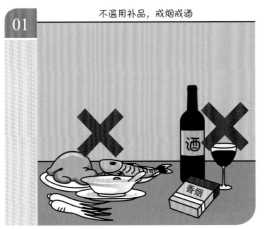

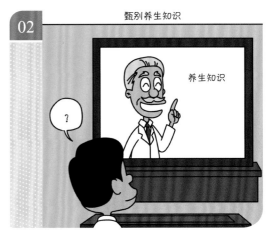

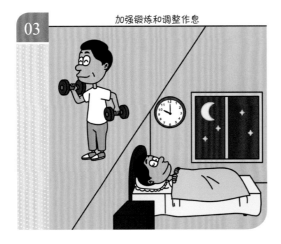

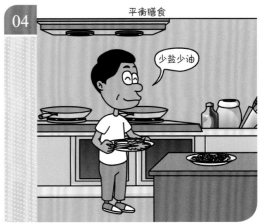

专家解读

随着年龄的增长，中年人身体各项功能都会下降，免疫力也会下降。如何提高人体自身免疫力呢？世界卫生组织用四句话总结出一种健康的生活方式，即合理膳食、适量运动、戒烟限酒、心理平衡。通过形成良好的生活习惯，保持营养充足及均衡，从而改善全身各系统功能，延缓免疫系统功能衰减的进程。

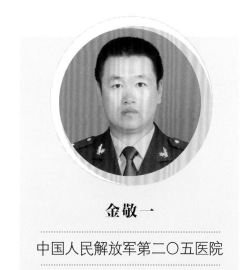

金敬一

中国人民解放军第二〇五医院

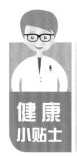

健康小贴士

随着人们对健康愈发重视，我们每天都会看到大量健康及养生信息。但不管是养生还是治病，都需要因人而异，做到"不轻信、不极端、分体质、讲科学"

5 中年人免疫失衡会引发哪些疾病

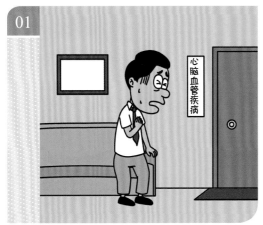

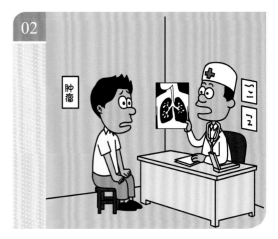

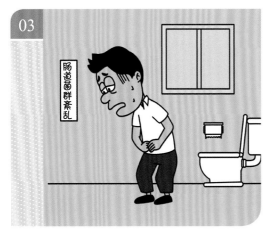

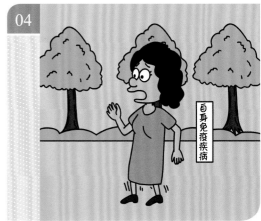

专家解读

中年人免疫失衡，易被病毒、致病细菌感染，对自身变性的细胞也不能及时做出处理，比免疫功能正常者更易得病或在相同的环境中病情更易加重。免疫功能亢进容易出现高血压、高血脂、心脏病、卒中等心脑血管疾病和花粉过敏症等；免疫功能低下或缺乏则容易出现感冒、肠道菌群紊乱等；免疫功能稳定异常会出现红斑狼疮、类风湿等自身免疫性疾病；免疫监视功能失调会引起肿瘤。

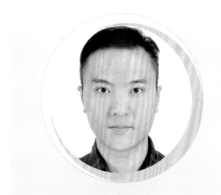

马千里

空军军医大学基础医学院
免疫学教研室

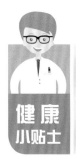

健康小贴士

人体的免疫力应该处于一个健康的平衡状态，这个平衡状态会帮助人体保持良好的自我调节能力，免疫平衡才是最健康。

6 豆类食品有助于中年人的免疫平衡吗

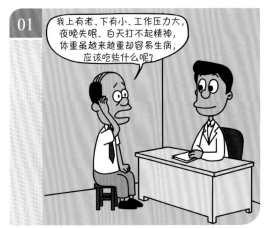

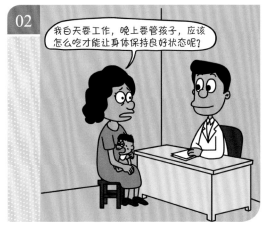

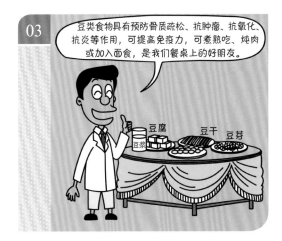

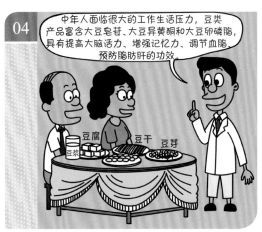

专家解读

大豆是一种常见的高蛋白食物，蛋白质占到了35%。其还含有多种生理活性物质，如大豆异黄酮、大豆卵磷脂、大豆源性生物活性肽和大豆皂苷等，这些物质对人体免疫力的提高和健康的保持十分有益。其中大豆卵磷脂具有提高大脑活力、增强记忆力、控制血脂等功效；大豆卵磷脂是常用的食品乳化剂和抗氧化剂，有助于保护免疫系统，有效抗击疾病，对抗自由基并延缓衰老；同时大豆多肽对人体的固有免疫和适应性免疫都具有正向的调节作用。

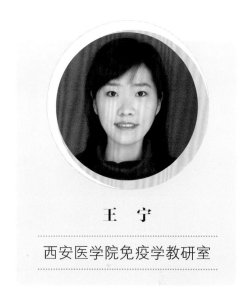

王 宁

西安医学院免疫学教研室

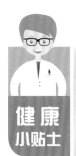

合理饮食，保证人体必需营养素的供给是保持健康的第一步。大豆蛋白为优质蛋白，不仅口感好、烹饪方法多种多样、易消化吸收，还可以提高免疫力，是餐桌上不可多得的好伙伴。

7　中年人如何锻炼以助机体的免疫平衡

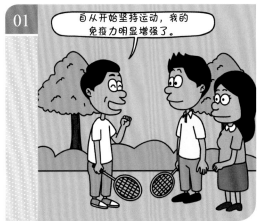

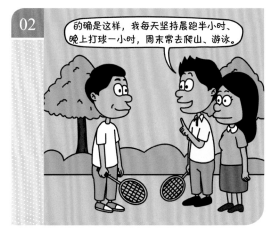

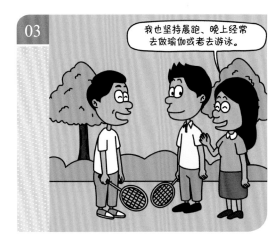

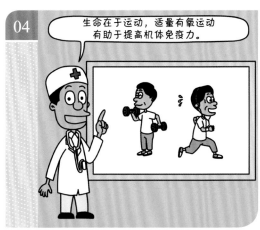

专家解读

运动减少和久坐不动的生活方式是心血管疾病、2型糖尿病、肥胖等现代慢性疾病发生的第一独立危险因素。WHO在《关于身体活动有益健康的全球建议》中推荐每周至少完成150分钟中等强度的有氧运动，或每周至少累计75分钟较大强度的运动。合理的运动不仅可以预防和延缓慢性非代谢性疾病，而且可以改善骨骼结构，同时可以维持机体免疫稳态，增强对疾病的抵御能力，是预防心血管疾病、糖尿病、骨质疏松症和肿瘤等疾病的有效手段。

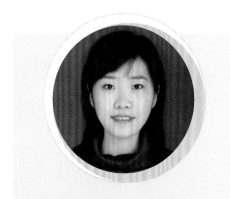

王　宁

西安医学院免疫学教研室

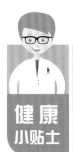

健康小贴士

每周150~300分钟中等强度有氧运动、2~3次力量练习和适当的柔韧性练习是预防慢性疾病的有效运动量。可以选择慢跑、踢球、爬山、游泳、瑜伽等运动项目并有效坚持。

中年人工作压力大对免疫功能的影响大不大

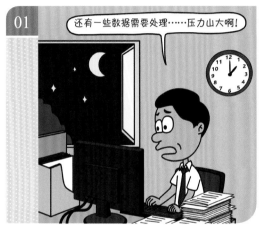

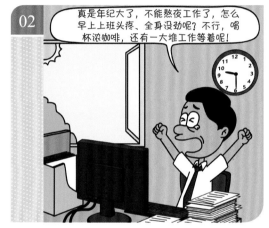

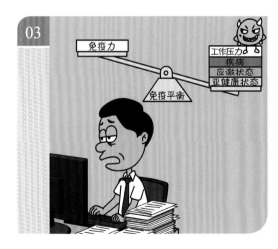

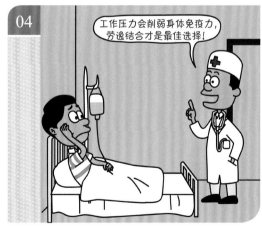

专家解读

科学实验表明，精神压力会损害身体和心理健康。急性或长期心理压力刺激可使交感神经系统长期处于兴奋状态，从而导致内皮细胞功能紊乱和高血压病的发生；另外，长期有来自于工作、社会、学习以及生活等方面的压力存在，会引起严重的睡眠问题，从而破坏机体免疫稳态并削弱抗病能力，使身体处于亚健康状态；同时，过度的心理疲劳、压力和应激会引起机体内分泌紊乱，甚至成为心脏病、糖尿病、消化道溃疡和肿瘤等疾病的致病因素。

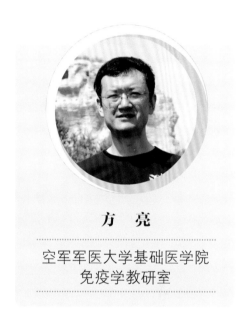

方 亮

空军军医大学基础医学院
免疫学教研室

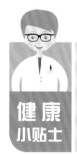

健康小贴士

过度工作压力不仅降低工作效率，同时还危害身心健康。合理安排工作时间、适当运用休闲、娱乐项目缓解压力以保持身心愉悦，做到劳逸结合才是协调工作压力与健康冲突的最佳选择。

9 中年肥胖会影响免疫力吗

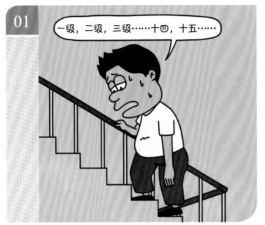

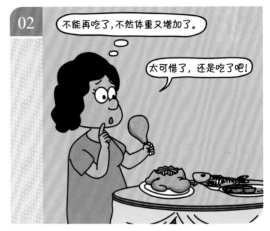

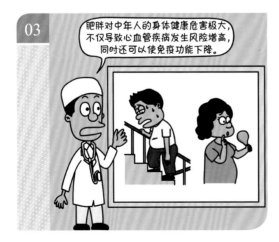

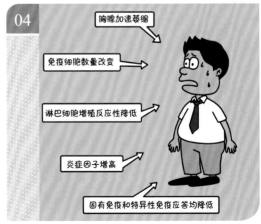

专家解读 🔍 ···

肥胖已成为一种常见病。遗传、饮食、运动和激素等是造成肥胖的主要因素。中年人发胖主要是由于全身各种功能开始逐渐减退，基础代谢率降低，再加上工作繁忙久坐不动，摄入的热量不能充分利用而转化为脂肪在体内堆积造成。尤其对于中年女性，绝经出现雌激素分泌减少，如果再管不住嘴，吃得过饱，更容易发胖。最新研究表明，肥胖是一种炎症相关的疾病，不仅会导致心血管疾病发病风险增高，也会导致免疫监视、防御和自稳功能降低。

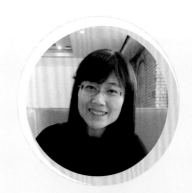

秦鸿雁

空军军医大学基础医学院
遗传与发育教研室

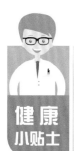

健康
小贴士

健康的生活方式，如少吃多动、早睡早起、健康的社会交往，是减少中年发胖的主要方式，同时也有利于提高免疫力减少慢性病。向肥胖说 bye-bye，一定要管住嘴、迈开腿。

10 中年人抑郁症和免疫力改变有关系吗

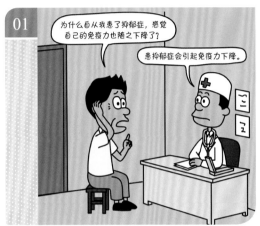

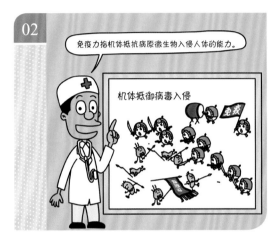

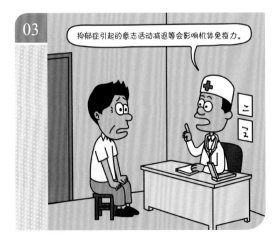

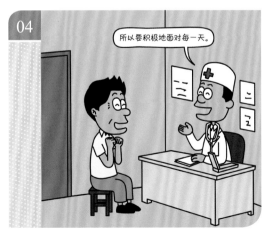

专家解读

抗抑郁药和心理治疗能够帮助大部分抑郁症患者走出消沉和悲观的世界，然而对一部分病人没有效果。目前研究表明，抑郁症的发生或许是由于免疫系统被侵入的病原微生物破坏导致免疫力降低而引起。抗炎疗法，如抗 IL-6 抗体，可以帮助一部分抑郁症患者。免疫力和情绪相辅相成。一方面免疫力降低导致身体炎症，改变人的情绪；另一方面，抑郁症也可引起意志活动减退而影响免疫力。因而，积极的生活态度和健康的身体可让人们远离抑郁症。

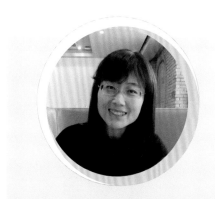

秦鸿雁

空军军医大学基础医学院
遗传与发育教研室

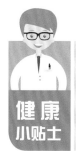

健康
小贴士

免疫力降低与抑郁症发生相关。合理膳食、规律作息、适量运动、良好的社会交往和积极的生活态度对提高人体免疫力具有重要的作用。

11 得了"自身免疫性溶血性贫血"是免疫系统出什么问题了吗

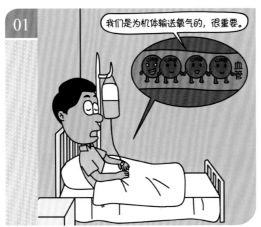

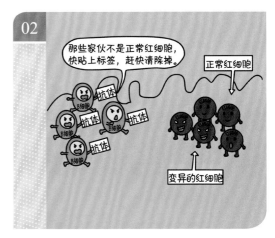

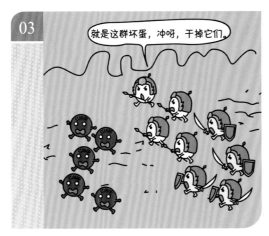

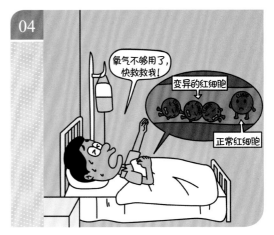

专家解读

自身免疫性溶血性贫血（AIHA）的主要发病机制是由于先天或后天的原因造成血液红细胞的表面抗原发生改变，进而刺激机体免疫系统产生针对红细胞表面抗原的自身抗体。这种自身抗体可以和红细胞表面的自身抗原结合，继而活化巨噬细胞、激活补体系统，导致红细胞裂解，出现以贫血为主的症状。因此，得了"自身免疫性溶血性贫血"提示机体免疫系统很可能出了问题。

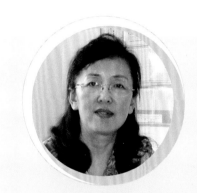

石艳春

内蒙古医科大学
自治区分子生物学重点实验室

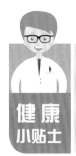

健康
小贴士

出现乏力、畏寒、黄疸、酱油样尿液等相关症状时，应当及时就医，查明发病原因，对症治疗。

12 中年人患自身免疫性溶血性贫血都有哪些表现

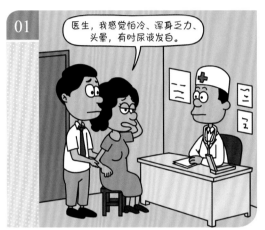

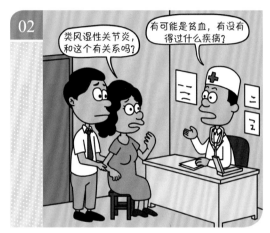

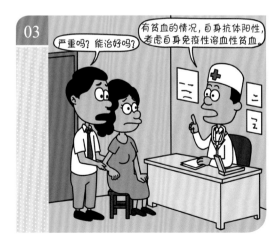

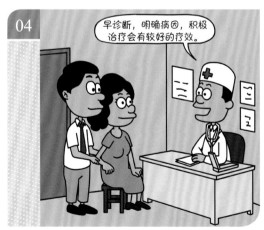

专家解读

自身免疫性溶血性贫血（AIHA）多见于中年女性。该病的临床表现多样，常见发热、乏力、腰背酸痛、黄疸、酱油样尿液等。继发性AIHA大多继发于风湿免疫性疾病、淋巴细胞增殖性疾病等，病毒等感染和服用某些药物（如青霉素、甲基多巴等）也可诱发该病。此类疾病的主要诊断特征包括：体内出现抗红细胞自身抗体，抗人球蛋白试验（coombs test）阳性，红细胞寿命缩短，后续可发生血小板减少等情况。

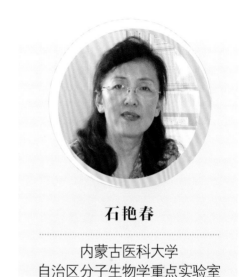

石艳春

内蒙古医科大学
自治区分子生物学重点实验室

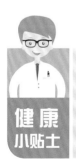

健康
小贴士

①风湿免疫性疾病、恶性淋巴瘤等疾病常可继发自身免疫性溶血性贫血；
②应及早就诊，明确病因，对症治疗。

13 中老年人为何易发硬皮病

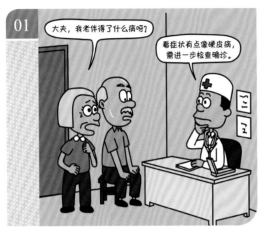

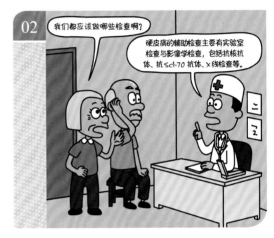

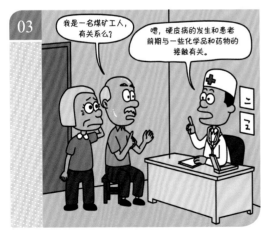

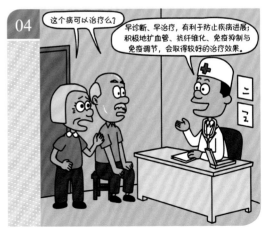

专家解读

硬皮病好发于中老年，男女比例1∶3。随着年龄的增长，机体自身免疫功能逐渐下降，加之身体本身的一些慢性疾病，使得机体对外界不良刺激的抵抗能力减弱。另外，中老年人的结缔组织代谢逐渐出现异常，胶原产生过多也会导致硬皮病的发生。该病还和一些化学品和药物的刺激有关，例如有机溶剂、二氧化硅等。步入中老年，随着剂量的累积，更易发生该疾病。另外，中老年人孤独、空虚、寂寞等情绪也易诱发硬皮病。

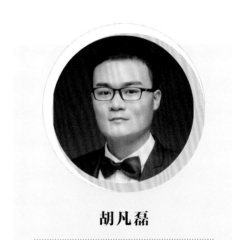

胡凡磊

北京大学人民医院

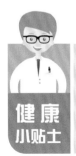

健康小贴士

接触煤矿、硅矿和化工等的人群以及有家族史的人群应该具备防护意识，定期查体。一旦出现可疑症状，应及时就诊，确诊后积极治疗。

14 寻常型天疱疮为何好发于中年人

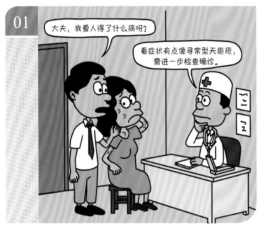

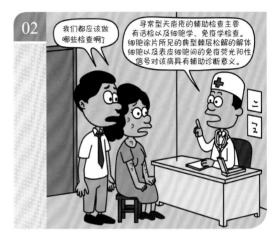

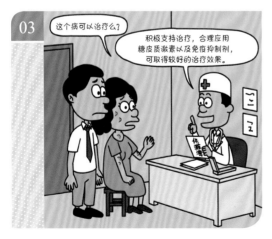

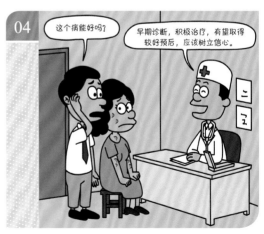

专家解读

寻常型天疱疮好发于中年人，儿童罕见。其确切的病因不明，目前对与其相关的自身免疫相关病因的研究较多。人到中年，随着年龄的增长，机体各器官的功能开始衰退，自身免疫功能也逐渐出现一定的障碍，一旦发生免疫紊乱则有可能导致天疱疮的发生。此外，长时间的紫外线照射、某些药物（例如青霉胺等）的刺激等，也可以诱导棘细胞层间的黏合物质变为自身抗原，进而诱发自身免疫反应而导致天疱疮的发生。

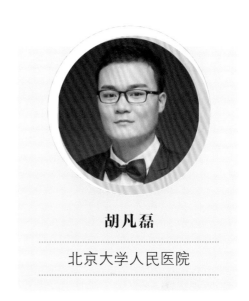

胡凡磊

北京大学人民医院

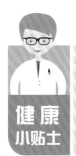

健康小贴士

发病后病人应注意对口腔和皮肤的保护，防止碰撞和摩擦。全身使用皮质类固醇激素制剂并配伍免疫抑制制剂会取得较好的治疗效果。

15 为何人到中年易处于亚健康状态

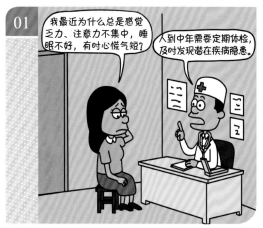

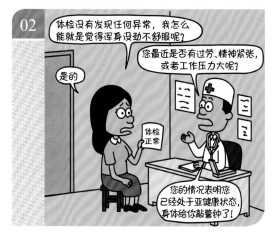

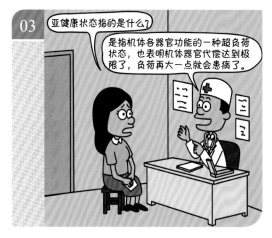

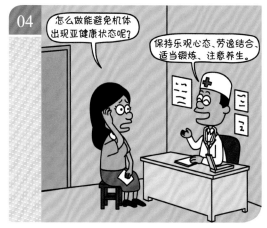

专家解读

人到中年，容易处于亚健康状态。亚健康状态是健康与疾病之间的临界状态，各种仪器及检验结果为阴性，但人体有各种各样的不适感觉。它与现代社会人们的不健康生活方式及所承受的社会压力不断增大有直接关系。而这种状态，正是发生重大疾病的温床，会引起一连串危及健康的疾病。越来越多的研究显示，长期处于亚健康状态会导致机体免疫力降低、高血压、睡眠障碍、肠胃系统功能紊乱、肥胖、恶性肿瘤、心肌梗死等。

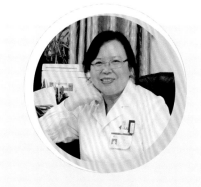

李 巍

吉林大学
中日联谊医院肝胆胰外科

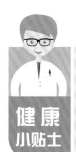

健康
小贴士

作为家庭支柱、单位骨干的中年人，一定要及时关注自己的身体，避免过度劳累和情绪激动，预防疾病的发生。

16 更年期综合征对免疫系统有哪些影响

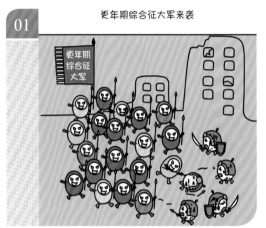

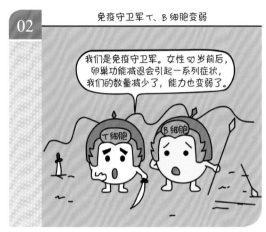

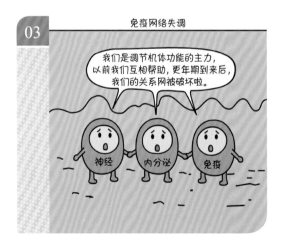

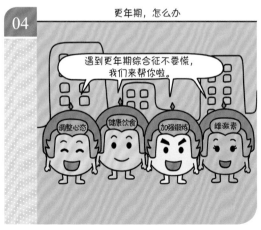

专家解读 🔍

更年期后，雌激素水平下降，引起神经内分泌功能失调以及免疫功能的衰退。T淋巴细胞、B淋巴细胞的绝对值明显减少，细胞亚群的分布也发生改变。其中T淋巴细胞，细胞毒性T细胞功能明显下降。B淋巴细胞产生自身抗体的功能增强，而对外界抗原刺激的反应性减弱。女性更年期雌激素水平下调一方面使女性对多种感染的抵抗力减弱，另一方面使女性更容易患自身免疫性疾病。

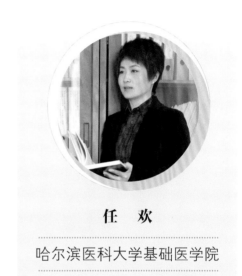

任 欢

哈尔滨医科大学基础医学院

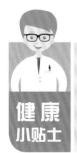

更年期时，不必过分焦虑，要积极调整心态，健康饮食，经常运动，科学安排生活。

17 中年人为何易患溃疡性结肠炎

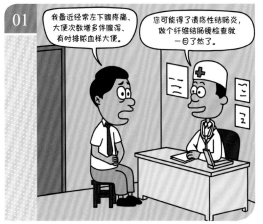

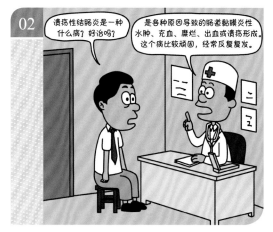

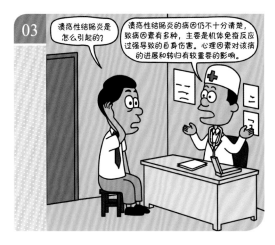

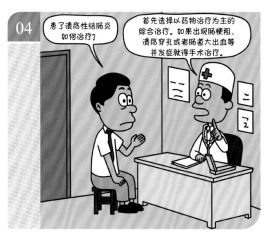

专家解读

溃疡性结肠炎指因各种原因导致的肠道黏膜炎性水肿、充血、出血、糜烂及溃疡性病变。其发病与遗传基因、免疫和精神心理因素关系密切，被认为是一种自身免疫性疾病。中年人因生活及工作压力大、劳累及精神紧张等，易引起机体免疫调节功能紊乱或免疫功能低下，导致肠道细菌、病毒乘虚而入，故溃疡性结肠炎在中年人高发。

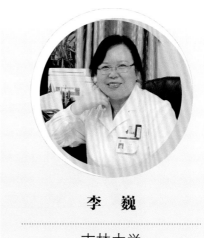

李 巍

吉林大学
中日联谊医院肝胆胰外科

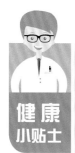

健康
小贴士

溃疡性结肠炎患者最好每年接受肠镜检查。此症只要早治疗，完全可以防止癌变的发生，一旦发现癌变或有癌变倾向应尽早手术治疗。

18 女性更年期提前与机体免疫力降低有没有关系

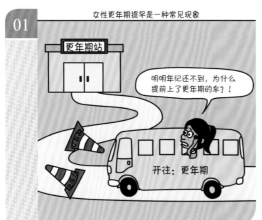

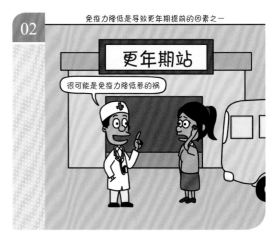

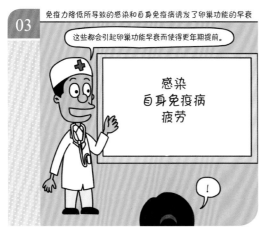

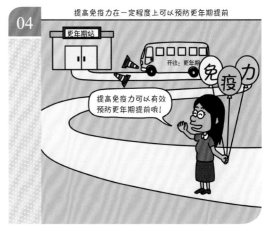

专家解读

女性更年期提前是卵巢功能过早衰竭引起的。卵巢早衰会引起女性更年期提前，伴发闭经、体质下降、内分泌紊乱和多种疾病的发生。感染、自身免疫病、药物和过度疲劳等状态可致机体免疫力下降，诱发卵巢功能下降及早衰，进而引起女性更年期提前。养成良好生活与作息习惯、健康饮食、加强锻炼，可提高机体免疫力，预防更年期提前。

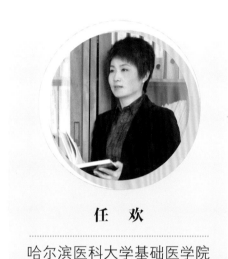

任 欢

哈尔滨医科大学基础医学院

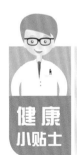

健康小贴士

如发现更年期提前，女性朋友一定要及早就医并针对病因治疗，避免健康受到损害。

19 男性更年期与自身免疫状态有什么关系

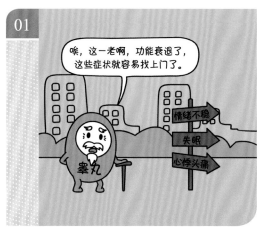

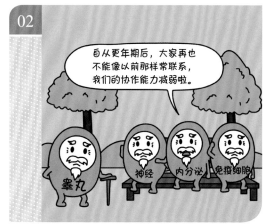

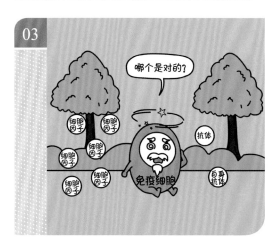

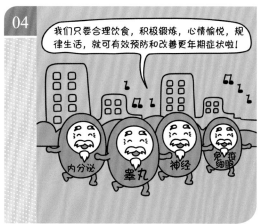

专家解读

男性至一定年龄后睾丸的内分泌功能及精子生成能力自然衰退，或因睾丸本身病变、全身严重疾病引起睾丸内分泌功能及精子生成功能障碍产生的一系列临床症状称为男性更年期综合征，主要表现为情绪不稳、失眠、头痛、高血压、心悸，性欲减退进而阳痿等。另外，男性更年期内分泌功能衰退，通过机体神经—内分泌—免疫网络系统，引起免疫调节过程中细胞因子不同程度的质和量的改变，自身抗体增多，导致自身免疫性疾病。

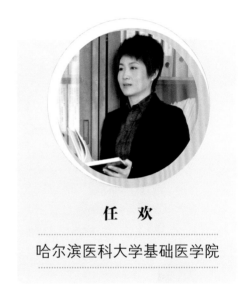

任 欢

哈尔滨医科大学基础医学院

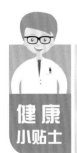

健康小贴士

男性遇到更年期是正常的生理现象，不要有心理压力，调整心态，注意饮食，积极运动，必要时到医院就诊，平稳过渡才是正确的解决之道。

 更年期女性的免疫状态如何

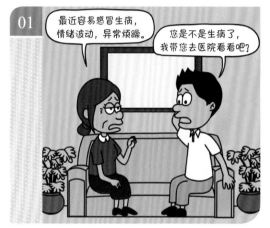

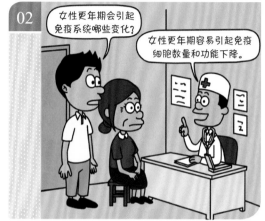

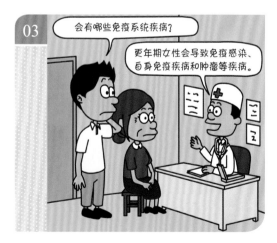

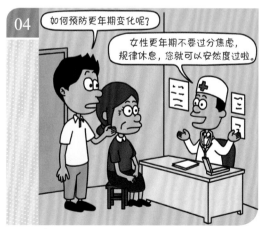

专家解读 🔍

女性进入更年期以后，由于免疫细胞的构成和组成，包括使免疫细胞发挥功能的诸多物质基础发生了明显变化，导致免疫活性细胞的各种功能发生很大改变，出现对抗原的精确识别能力下降，精确调控功能减弱，以及免疫应答紊乱、低效或无效，使免疫系统的三大功能（防御、自稳、监视）失调或减弱，最终导致感染性疾病、自身免疫病和癌症的发生率明显增加。

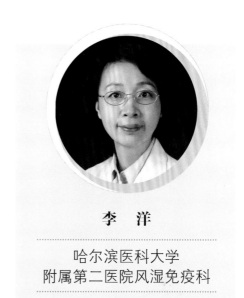

李 洋

哈尔滨医科大学
附属第二医院风湿免疫科

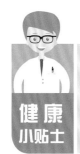

健康小贴士

人体免疫系统正常运转是保持女性身体健康的前提，更年期女性要注意休息，健康饮食。如果症状非常明显，可以在医生的指导下适当应用雌孕激素等药物进行替代治疗。

21 为何中年男性易患前列腺癌

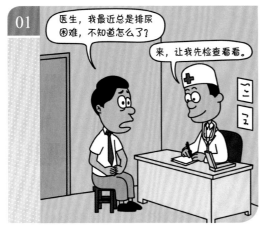

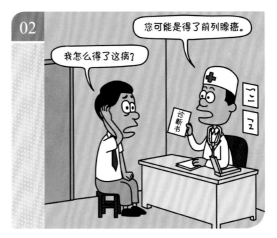

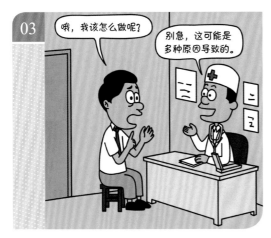

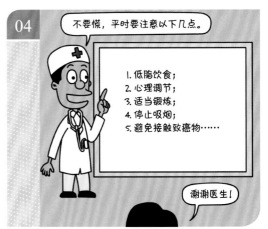

专家解读

前列腺癌发病率居男性恶性肿瘤第二位，尤其中年男性高发，约占四成。临床主要表现为尿频、尿急、尿痛及排尿困难等症状。目前认为其发病主要与高脂饮食、压力过大导致雄激素分泌过多有关。此外，病原体感染、接触致癌物以及遗传基因也与其发病密切相关。

日常生活中应如何预防前列腺癌的发生？改善饮食结构，低脂摄入，调整心态缓解压力，适量运动促进血液循环，避免接触致癌物，多喝水加速毒物排出，积极治疗感染性疾病。

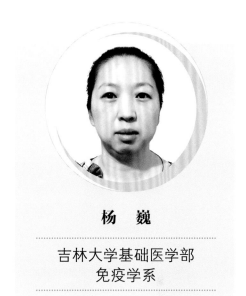

杨 巍

吉林大学基础医学部
免疫学系

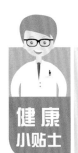

①中年男性出现尿频、尿急、尿痛及排尿困难应及时去医院检查；②50岁以上男性应每年体检，尤其注意血清 PSA 水平，有前列腺癌家族史的成员 40岁以上就应开始定期体检。

22 中年人如何预防糖尿病

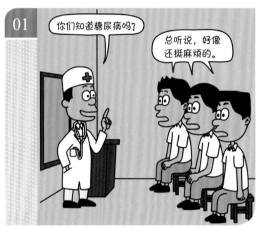

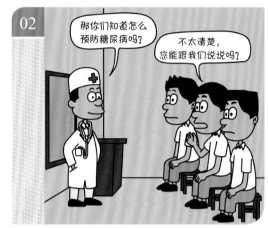

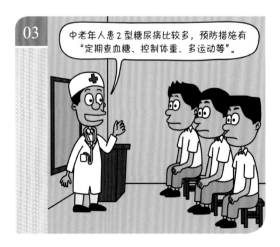

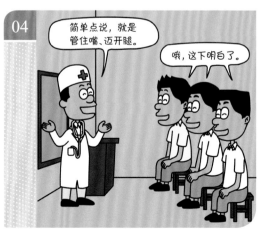

专家解读

中老年糖尿病以2型糖尿病多见，患者多食、少运动、生活不规律等容易导致肥胖，使2型糖尿病发生率明显升高。通过控制饮食、加强锻炼能够有效地延缓和控制病情的发展，最好定期进行血糖监测。部分患者血糖增高不明显，需做糖耐量试验才能确诊。随着病情的发展，容易出现糖尿病肾病、眼病等慢性并发症。

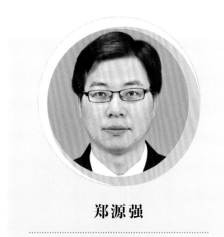

郑源强

内蒙古医科大学
自治区分子生物学重点实验室

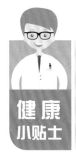

健康小贴士

①控制体重、加强锻炼和保持良好的生活习惯是预防糖尿病的有效措施；
②定期进行血糖和尿糖监测有助于早发现、早诊断和早治疗。

23 中年人得了糖尿病能治好吗

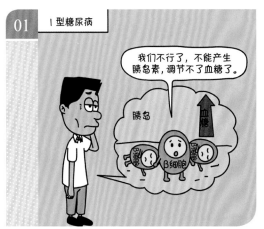

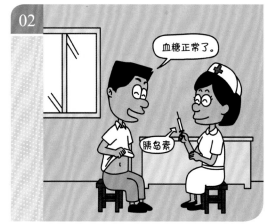

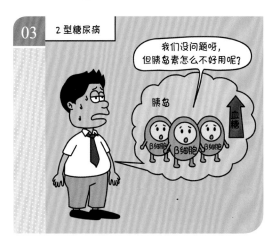

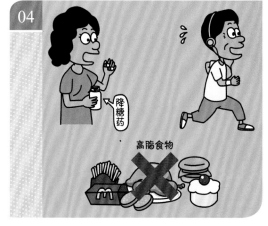

专家解读

糖尿病是一组以高血糖为特征的代谢性疾病。可分为1型糖尿病和2型糖尿病。1型糖尿病是因胰岛 β 细胞被破坏导致胰岛素绝对缺乏所致，发病年龄轻，起病突然，多饮多尿多食消瘦即"三多一少"，血糖水平高，具有酮症倾向，需用胰岛素治疗。2型糖尿病多见于中老年，起病缓慢，肥胖者发病率高，出现胰岛素抵抗，血糖升高，无典型的"三多一少"和酮症倾向。糖尿病主要的并发症包括肾病、眼病、牙病和神经病变等。

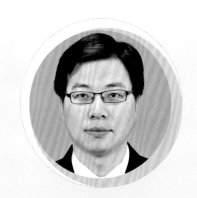

郑源强

内蒙古医科大学
自治区分子生物学重点实验室

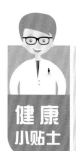

健康小贴士

注意控制饮食、多运动，保持良好的生活习惯和规律。出现并发症时应及时就医，明确病因，对症治疗。保持积极的心态和良好的生活习惯，可以有效地控制疾病的发展，尤其是2型糖尿病。

动脉粥样硬化与机体免疫功能紊乱有关吗

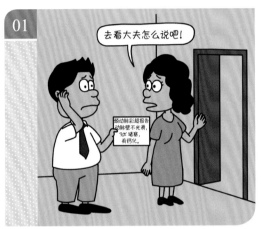

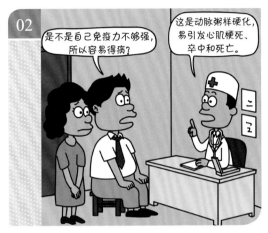

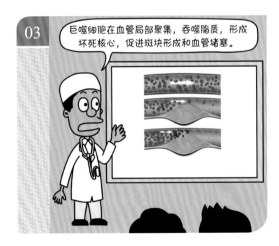

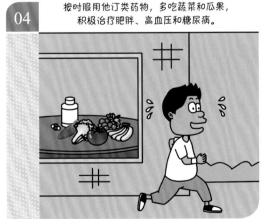

专家解读

动脉粥样硬化是最常见的心血管系统疾病，多见于 40 岁以上的中老年人，容易引发患者心肌梗死、卒中甚至死亡。慢性免疫炎症是动脉粥样硬化的主要原因。比如，长期食用富含脂肪与胆固醇的食物使血液中富含胆固醇的低密度脂蛋白（LDL）含量增高，促进巨噬细胞在局部积聚、吞噬脂质，释放多种炎性因子，形成坏死核心，并导致负责清除胆固醇的高密度脂蛋白（HDL）氧化失活。因此，动脉粥样硬化与机体免疫功能紊乱有密切的关系。

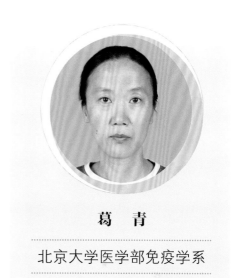

葛 青

北京大学医学部免疫学系

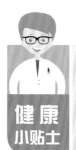

健康小贴士

多食蔬菜、瓜果、豆类和豆制品，少吃含高胆固醇、高动物性脂肪的食物，不吸烟、不饮烈性酒，积极治疗高血压、高血脂、糖尿病、肥胖等和本病有关的疾病。

25 肠易激综合征和免疫有关吗

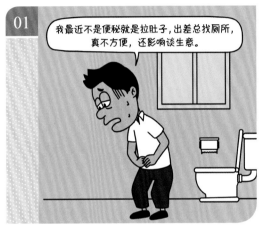

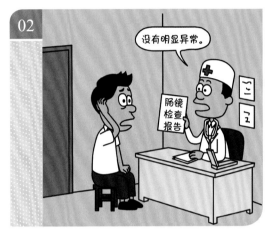

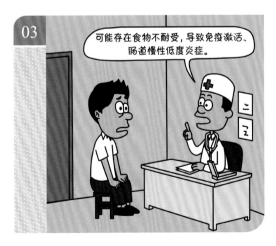

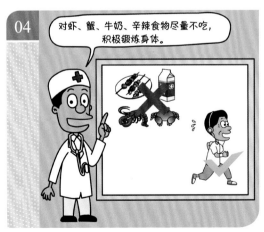

专家解读

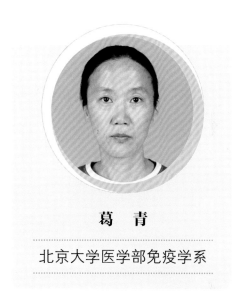

肠易激综合征是最常见的胃肠道疾病之一，持续或间歇发作，以腹痛、腹胀、排便习惯和大便性状改变为主，没有胃肠道结构和生化异常。可以分为腹泻型、便秘型、混合型和不定型4种亚型。肠易激综合征与免疫功能异常密切相关，64%～89%由食物或特定的食物诱发，包括小麦/谷物、奶制品、高脂食物、辛辣食物、咖啡、酒精等。这些食物可以引起免疫激活、肠道低度慢性炎症、神经内分泌反应以及胃肠道菌群的改变，从而导致食物不耐受并诱发症状。

葛 青

北京大学医学部免疫学系

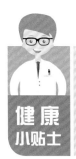

健康
小贴士

对可疑不耐受的食物尽量不吃，同时避免药物对肠道的刺激作用。饮食定量、养成良好的生活习惯，及时就医排除早期器质性病变。

26 中年人注射流感疫苗需要注意些什么

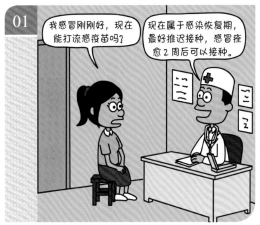

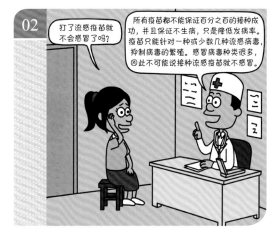

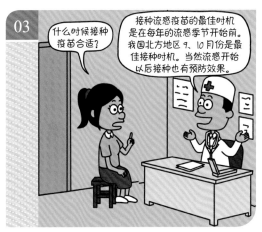

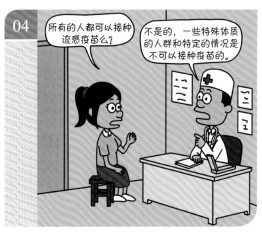

专家解读

流感疫苗安全、有效。但合并下列情况者要避免接种流感疫苗：①对鸡蛋或疫苗中任何其他成分，特别是对卵清蛋白过敏者；②患急性疾病、严重慢性病的急性发作期和发热者；③未控制的癫痫和其他进行性神经系统疾病，有吉兰—巴雷综合征病史者；④患有高热性疾病或急性感染时，建议症状消退至少2周后接种疫苗；⑤注射后出现任何神经系统反应，禁止再次使用本品；⑥家族和个人有惊厥史者，患有癫痫史者、过敏体质者慎用本品。

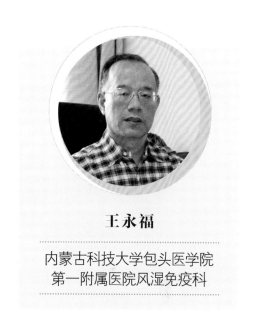

王永福

内蒙古科技大学包头医学院
第一附属医院风湿免疫科

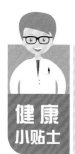

健康小贴士

接种流感疫苗是预防流感发生的一种安全而有效的措施，只要没有接种流感疫苗的禁忌，最好在流感高发季节之前人人都能接种流感疫苗。

27 间质性肺病跟免疫有关吗？如何治疗

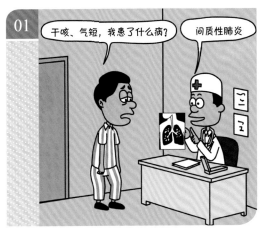

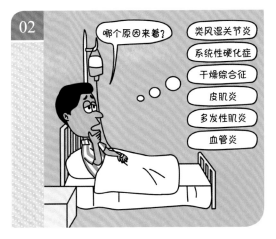

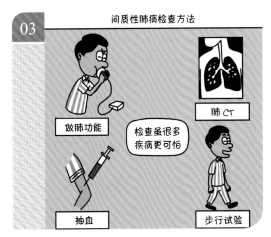

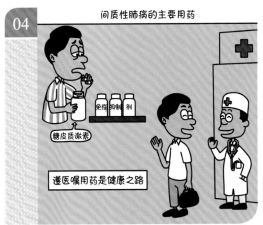

专家解读

间质性肺疾病（ILD）是以弥漫性肺实质、肺泡炎症和间质纤维化为特征的病变。渐进性加重的劳力性呼吸困难是最常见症状，常伴有干咳、易疲劳感。ILD 可以是特发性的，也可以是继发于结缔组织病。不论是特发的还是继发的 ILD，其都与 T 细胞介导的细胞免疫异常和 B 细胞介导的体液免疫异常有关。ILD 的治疗主要是积极控制原发病，糖皮质激素仍为首选药物，其次为免疫抑制剂；另外选用抗纤维化治疗如 γ - 干扰素、吡非尼酮也是至关重要的。

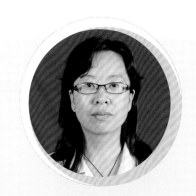

鲁芙爱

内蒙古科技大学
包头医学院第一附属医院

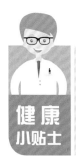

健康小贴士

间质性肺病不能轻视，一定要到正规医院进行详细的检查，找出病因，及早治疗，从而控制疾病的发生发展，减少并发症，提高生活质量。

28 中年人为什么会得慢性特发性荨麻疹，跟免疫有关系吗

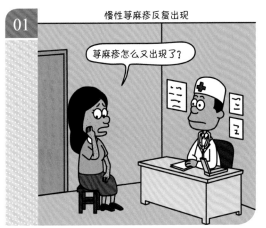

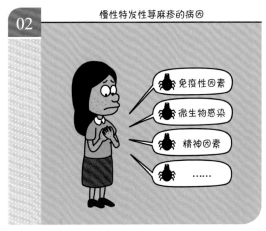

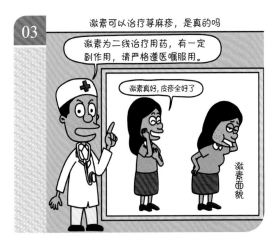

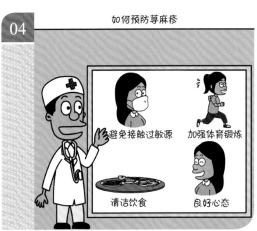

专家解读

荨麻疹（CU）是比较常见的一种皮肤过敏现象。部分 CU 发病有明确诱因，如物理性荨麻疹与荨麻疹性血管炎；但 80%～90% 病例发病原因不明，这部分 CU 称为慢性特发性荨麻疹（CIU）。CIU 的发病机制包括自身抗体产生、Th1/Th2 细胞因子失衡、嗜碱性粒细胞异常以及精神因素等。其中，自身免疫系统的异常与该病的发生发展有着密切的关系，大量文献报道慢性荨麻疹患者自身抗体表达阳性率明显升高，表明慢性特发性荨麻疹的发病与其自身免疫背景有关。

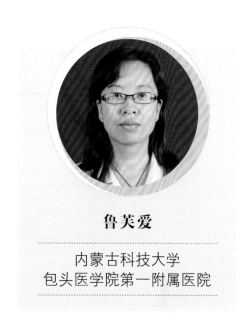

鲁芙爱

内蒙古科技大学
包头医学院第一附属医院

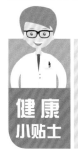

健康小贴士

慢性特发性荨麻疹是一种较常见的免疫介导的皮肤过敏疾病，其发生常与自身免疫功能异常及机体自身状态紊乱密切相关。好发于中年人，约占 70%，可能与中年人生活、饮食习惯、生活质量、工作性质、吸烟和精神因素等有关，女性还与月经周期的变化有关，而上述因素极易导致机体免疫功能失衡从而诱发该病。

中年癌症患者如何平衡机体的免疫功能

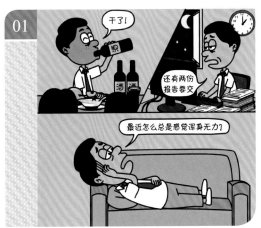

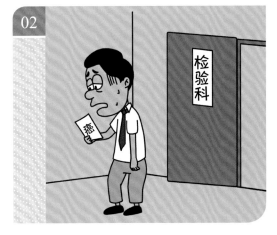

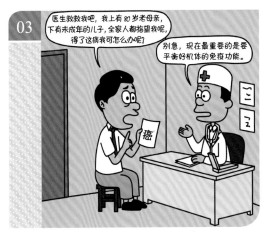

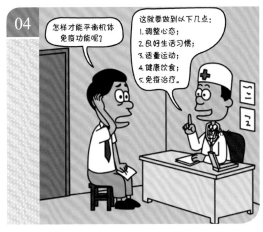

专家解读 🔍 ··

中年人是癌症的高发人群，癌症的发生是肿瘤细胞与免疫细胞博弈的结果。正常人体内每天都会产生约8000个突变细胞，但由于大多数人体免疫功能正常，因此能及时有效清除这些有可能成为肿瘤的细胞。一旦免疫功能发生改变，将导致肿瘤的形成。如何平衡癌症患者的免疫功能对于预防癌症复发、促进恢复十分重要。对于中年癌症患者首先要保持良好的心态，同时要适量运动、注意饮食，必要时可采用免疫生物治疗或细胞治疗以提高机体免疫功能。

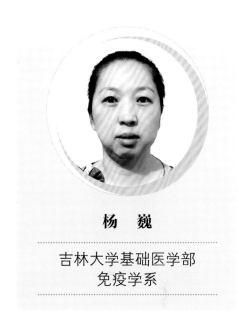

杨 巍

吉林大学基础医学部
免疫学系

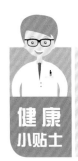

健康小贴士

①癌症不可怕，调整好心态是关键；②适当锻炼身体，提高免疫功能。

30 过敏性体质的中年人日常生活中应该注意什么

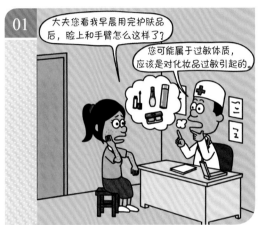

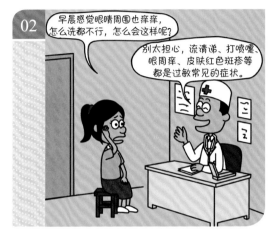

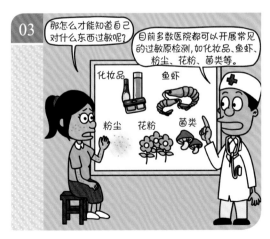

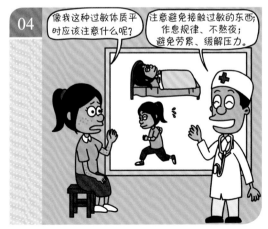

专家解读

过敏性体质的人首先要避免接触过敏原；其次要适当锻炼，作息规律、避免劳累、适当缓解压力，从而增强自身抵抗力；第三要注意饮食营养均衡，吃维生素丰富的食物，少食用油腻、甜食及刺激性食物；第四要正确选用护肤品，避免选用以下产品：①含酒精和果酸成分的产品；②不选气味太芳香的产品；③不使用深层清洁的磨砂膏和去角质霜；④购买时，应选择标有"敏感肌肤用"或"经皮肤科医生测试"等字样的产品。

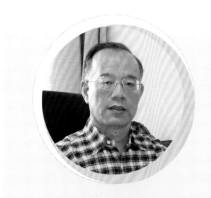

王永福

内蒙古科技大学包头医学院
第一附属医院风湿免疫科

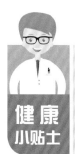

**健康
小贴士**

过敏性体质的人最好做过敏原检测，明确自己对什么过敏，并避免接触过敏原；保持健康的生活方式，合理膳食、适量运动、戒烟限酒、保持心理平衡。

多发性肌炎也是一种免疫性疾病吗

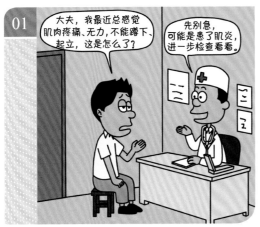

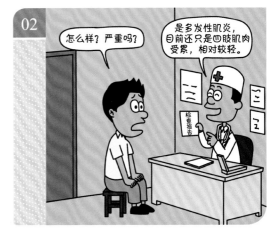

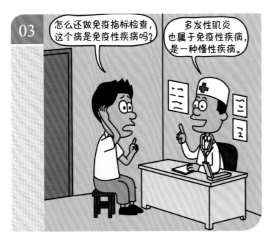

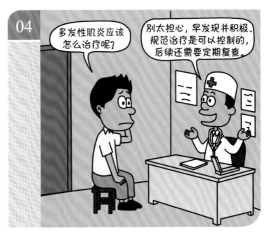

专家解读

多发性肌炎（PM）是一种病因不清，以肌痛、肌无力为主要表现的自身免疫性疾病。该病以中年女性多见。临床表现主要为四肢近端对称性肌痛、肌无力，在数周至数月内逐渐出现蹲位站立和双臂上举困难；颈肌无力者可出现抬头困难，咽喉部肌无力者表现为吞咽困难和构音障碍；呼吸肌受累者可有胸闷及呼吸困难，病变严重者还会出现呼吸肌无力，危及生命。40岁以上发病者须高度警惕潜在发生恶性肿瘤的风险，应积极进行肿瘤筛查。

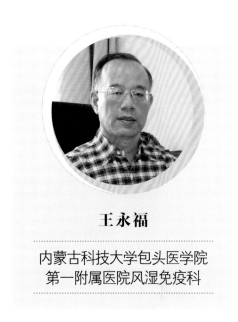

王永福

内蒙古科技大学包头医学院
第一附属医院风湿免疫科

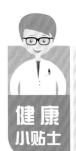

健康
小贴士

多发性肌炎早期症状多不典型，容易被患者误以为是劳累或上呼吸道感染而延误诊治，故当出现上述症状时一定要及时就诊风湿免疫科。

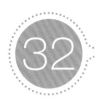

为什么中年人易得肝病

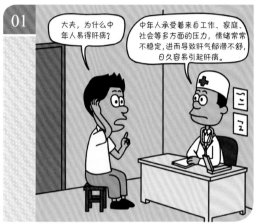

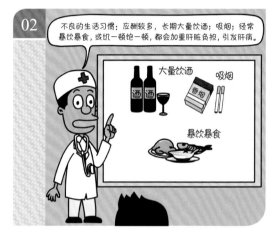

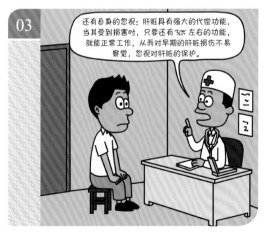

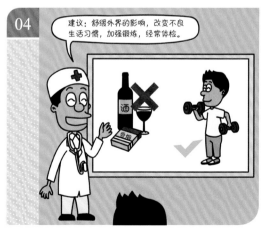

专家解读

肝脏是人体重要的代谢器官，被誉为人体的"工厂"。步入中年后，由于来自工作、家庭和社会等多方面的压力增加，自身保健意识淡薄，常常会导致机体免疫力下降。临床研究显示，外界影响、不良的生活习惯以及自身的忽视导致中年人脂肪肝、肝炎、肝硬化和肝肿瘤等疾病的发病率与青年人相比高出 14 个百分点，比 5 年前上升 6 个百分点。

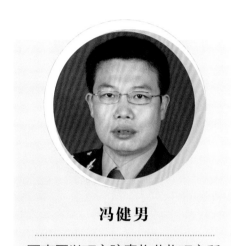

冯健男

军事医学研究院毒物药物研究所

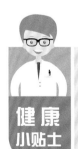

健康小贴士

舒缓外界压力，改变不良生活习惯，加强体检和体育锻炼。

33 为什么乙肝患者病情在中年时常常加重

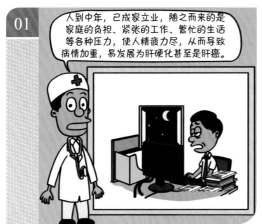

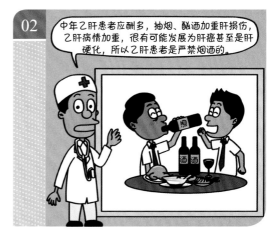

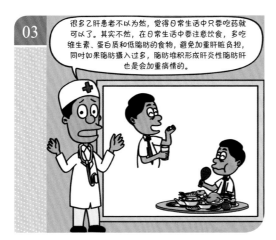

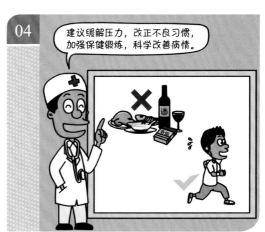

专家解读

绝大多数乙肝病毒携带者都能长时间保持肝功能相对稳定。患者如果生活长期不规律、心情不舒畅则可能出现活动性乙肝状态，持续的炎症刺激会导致乙肝患者病情加重。同时，在病毒长期存在的情况下，免疫系统持续对肝炎病毒应答而又不能将其清除，长期的免疫和炎症反应也会引发局部修复的异常进而导致恶变。进入中年后，随着家庭和社会压力增大，乙肝患者有可能长期处于高度紧张状态，如果自我保健意识较弱，将导致机体免疫力降低，肝脏负担增加，使得乙肝患者病情在中年时加重。

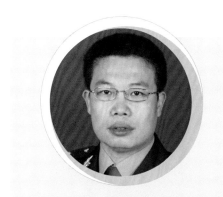

冯健男

军事医学研究院毒物药物研究所

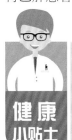

健康
小贴士

缓解压力，改正不良习惯，加强保健及锻炼。

34 中年乙肝携带者应注意什么

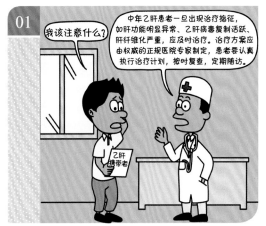

01 我该注意什么？

中年乙肝患者一旦出现治疗指征，如肝功能明显异常、乙肝病毒复制活跃、肝纤维化严重，应及时治疗。治疗方案应由权威的正规医院专家制定，患者要认真执行治疗计划，按时复查，定期随访。

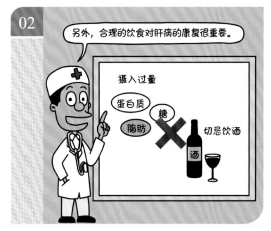

02 另外，合理的饮食对肝病的康复很重要。

摄入过量
蛋白质 糖
脂肪 ✕ 切忌饮酒

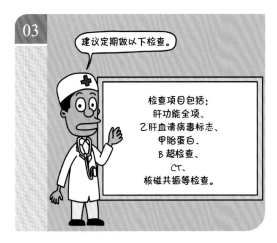

03 建议定期做以下检查。

检查项目包括：
肝功能全项、
乙肝血清病毒标志、
甲胎蛋白、
B超检查、
CT、
核磁共振等检查。

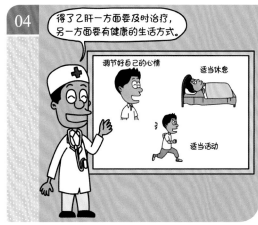

04 得了乙肝一方面要及时治疗，另一方面要有健康的生活方式。

调节好自己的心情　　适当休息
适当活动

专家解读

临床研究表明，乙肝病毒携带者常常无明显症状，肝功能各项检查也正常。但是大约有 25% 的患者会在某一时期发病，发展成为慢性乙肝；还有 10%～30% 慢性乙肝发展为肝硬化。步入中年后，乙肝携带者应注意良好的生活习惯，保持良好的工作状态并定期检查，加强锻炼，提高自身免疫力，避免发展成为慢性乙肝或者肝硬化患者。

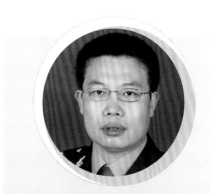

冯健男

军事医学研究院毒物药物研究所

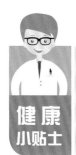

健康小贴士

乙肝病毒携带者不能掉以轻心，要定期做好肝脏的检查工作，重视防治措施，控制乙肝病毒的增加。

35 绝经期女性为何常发生自身免疫性肝病

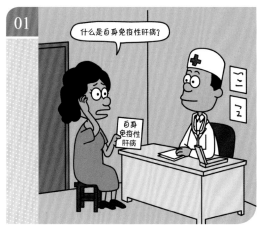

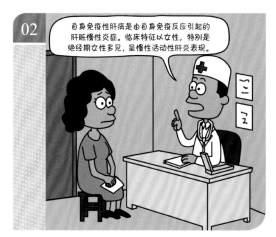

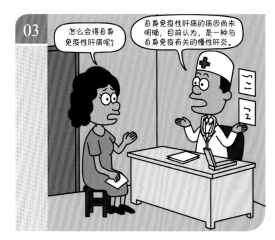

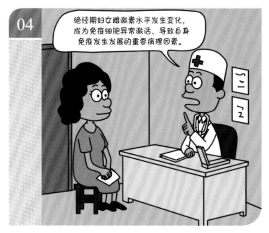

专家解读

自身免疫性肝病是由自身免疫反应引起的肝脏慢性炎症，病因尚未明确，以女性，特别是绝经期女性多见。发病机制多为机体免疫耐受被打破，激活的 $CD4^+T$ 细胞（包括 Th1 和 Th2）刺激 B 细胞产生针对自身抗原的抗体，启动免疫病理损伤。此外细胞因子还通过激活 $CD8^+T$ 细胞介导肝细胞凋亡，激活星状细胞促进肝纤维化的发生。绝经期妇女由于身体激素水平失衡，导致机体免疫状态出现紊乱进而引发机体免疫耐受状态被打破，因此常发生此病。

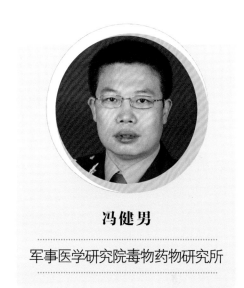

冯健男

军事医学研究院毒物药物研究所

健康小贴士

绝经期后的女性注意休息，避免熬夜，补充维生素，定期查体，做到早发现、早治疗、早治愈。

图书在版编目（CIP）数据

人体健康与免疫科普丛书. 中年篇 / 陈丽华主编
. —北京：人民卫生出版社，2019
ISBN 978-7-117-28186-7

Ⅰ. ①人⋯ Ⅱ. ①陈⋯ Ⅲ. ①免疫学－普及读物②中年人－保健－普及读物 Ⅳ. ①R392-49②R161.6-49

中国版本图书馆 CIP 数据核字（2019）第 037466 号

| 人卫智网 | www.ipmph.com | 医学教育、学术、考试、健康，购书智慧智能综合服务平台 |
| 人卫官网 | www.pmph.com | 人卫官方资讯发布平台 |

版权所有，侵权必究！

人体健康与免疫科普丛书——中年篇

主　　编：陈丽华
出版发行：人民卫生出版社（中继线 010-59780011）
地　　址：北京市朝阳区潘家园南里 19 号
邮　　编：100021
E - mail：pmph @ pmph.com
购书热线：010-59787592　010-59787584　010-65264830
印　　刷：北京顶佳世纪印刷有限公司
经　　销：新华书店
开　　本：889 × 1194　1/24　印张：3.5
字　　数：56 千字
版　　次：2019 年 3 月第 1 版　2019 年 3 月第 1 版第 1 次印刷
标准书号：ISBN 978-7-117-28186-7
定　　价：30.00 元
打击盗版举报电话：010-59787491　E-mail：WQ @ pmph.com
（凡属印装质量问题请与本社市场营销中心联系退换）

55检